ÉTUDE CLINIQUE

SUR LA

MATURATION ARTIFICIELLE

DE LA CATARACTE

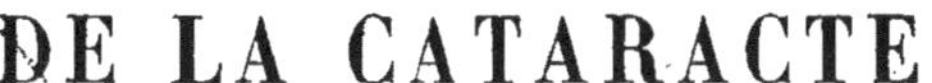

PAR

Le Dr Félix de LAPERSONNE

Ancien interne des hôpitaux et de la clinique ophthalmologique
de l'Hôtel-Dieu (1881-1883),
Ancien aide d'anatomie de la Faculté,
Membre de la Société clinique.

PARIS

A. DELAHAYE et E. LECROSNIER, LIBRAIRES-ÉDITEURS,

2, PLACE DE L'ÉCOLE-DE-MÉDECINE

1883

ETUDE CLINIQUE

MATURATION ARTIFICIELLE

DE LA CATARACTE

ÉTUDE CLINIQUE

MATURATION ARTIFICIELLE

DE LA CATARACTE

PAR

Le Dr Félix de LAPERSONNE

Ancien interne des hôpitaux et de la clinique ophthalmologique
de l'Hôtel-Dieu (1881-1883),
Ancien aide d'anatomie de la Faculté,
Membre de la Société clinique.

PARIS

A. DELAHAYE et E. LECROSNIER, LIBRAIRES-ÉDITEURS,

2, PLACE DE L'ÉCOLE-DE-MÉDECINE

1883

MATURATION ARTIFICIELLE

DE LA CATARACTE

INTRODUCTION.

Il est souvent difficile de juger du moment opportun pour l'intervention chirurgicale dans les cas de cataractes spontanées. Sans doute les auteurs sont d'accord pour dire qu'il vaut mieux attendre la maturité complète. Mais, tout d'abord, il n'est pas très facile de reconnaître si une cataracte est totalement mûre, si toutes les couches corticales antérieures vont bien se détacher de la capsule et seront facilement entraînées avec le noyau cataracté; en outre, on sait la longue durée de la maturation pour les cataractes dures des vieillards. On se trouve, malheureusement trop souvent dans nos hôpitaux et dans les cliniques, en présence de malades dont la situation sociale empêche d'attendre une maturité complète.

Dans ces conditions, que faut-il faire ?

Quelques opérateurs pensent qu'il n'y a pas d'inconvénient à opérer ; nous aurons à discuter cette question. Quoi qu'il en soit, beaucoup de chirurgiens, et des plus éminents, avaient été frappés des dangers d'une intervention trop hâtive, et c'est de là qu'est née l'idée de la *maturation artificielle de la cataracte*.

Permettre aux couches corticales de s'opacifier rapidement et de se détacher plus facilement de la cristalloïde, tel est le but qu'on se propose.

Le procédé imaginé tout d'abord par Græfe et Mannhardt, pour obtenir cette maturation, exposait à des dangers trop sérieux ; aussi après avoir été employé pendant quelque temps, il fut à peu près complètement abandonné. Dans ces derniers temps, le professeur Förster (de Breslau) a indiqué un nouveau moyen qui paraît arriver au même résultat sans donner lieu aux accidents graves qui avaient fait abandonner l'ancien procédé.

Nous avons vu pratiquer cette opération par le professeur Panas ; il nous a paru intéressant de reprendre cette question comme sujet de thèse inaugurale et de voir quels sont les résultats que l'on peut obtenir. Nous aurions désiré approfondir davantage cette étude, soit par des expérimentations plus nombreuses sur les animaux et par des examens histologiques, soit en apportant un plus grand nombre de faits cliniques. Malheureusement le temps nous a manqué ; nous espérons, du reste, reprendre plus tard cette étude intéressante.

Dans un premier chapitre nous décrirons les premières tentatives de maturation artificielle de Græfe et de Mannhardt et nous donnerons les raisons qui ont fait abandonner cette méthode. La description du procédé de Forster fera le sujet du chapitre suivant.

Enfin, nous appuyant sur les observations publiées ou encore inédites que nous relatons à la fin de ce travail, nous essayerons de montrer quelles sont les indications, le manuel opératoire, les conséquences de cette opération.

Qu'il nous soit permis d'adresser ici l'expression de notre profonde reconnaissance à notre excellent maître, le professeur Panas, pour les sages conseils qu'il n'a cessé de nous prodiguer pendant nos études, pour l'affectueuse bienveillance qu'il nous a toujours témoignée.

Que MM. Meyer et Dor reçoivent tous nos remerciements pour les indications précieuses qu'ils nous ont fournies.

CHAPITRE PREMIER.

PROCÉDÉ DE GRÆFE ET MANNHARDT.

L'extraction à lambeau par la méthode de Daviel ne permettait que difficilement la toilette du champ pupil-laire. Il était dangereux, en effet, avec une large ouverture périphérique de faire les pressions nécessaires pour permettre la sortie facile des diverses couches corticales D'autre part, si la cataracte n'était pas complètement mûre, les couches périphériques non seulement n'étaient pas opaques, mais encore étaient adhérentes à la cristalloïde antérieure. Par leur gonflement consécutif, ces restes cristalliniens pouvaient amener des complications assez sérieuses d'iritis ou d'irido-cyclite.

C'est pour sortir de cette situation pénible où le chirurgien se trouve placé dans l'alternative de pratiquer une opération dangereuse ou de laisser le malade dans l'impossibilité de se servir de ses yeux pendant longtemps que de Græfe (1), et presque en même temps que lui

(1) Græfe. *Arch. f. ophtalm.*, 1864, X, 2, p. 209.

Mannhardt (1), ont proposé le même procédé de maturà-tion artificielle de la cataracte.

Dans ce but, Græfe conseillait de pratiquer une ponction dans la capsule et de conduire la pointe de l'aiguille dans les parties encore transparentes du cristallin pour amener leur opacification d'abord, et plus tard leur sé-paration plus facile de la capsule antérieure. C'était appliquer la discission comme moyen préliminaire avant l'extraction du cristallin.

Le procédé de Græfe se composait de plusieurs temps. Quelques semaines avant la discission, il pratiquait une iridectomie en bas. Lorsque tous les phénomènes inflammatoires avaient disparu, il faisait sur la capsule une discission cruciale jusqu'à un millimètre au moins du bord pupillaire vers l'équateur du cristallin ; enfin, huit jours après, il terminait l'opération par une kératotomie inférieure à lambeau. D'ailleurs ce lambeau, commencé à un millimètre au-dessous du diamètre horizontal de la cornée, était plus court que les lambeaux classiques de l'opération de Daviel. Tel est le procédé employé par de Græfe, qu'il avait adopté après plusieurs modifications.

Pour éviter les dangers dépendant du gonflement du cristallin, il avait proposé l'iridectomie préalable. Dans ces premiers essais, il avait aussi fait une discission très fine avec une aiguille qui ne produisait qu'une ponction de la cristalloïde antérieure. Mais alors le but n'était pas atteint, les couches corticales, n'étant pas en rapport suffisant avec l'humeur aqueuse, ne devenaient opaques que dans une trop petite étendue. Il fallait recommencer plusieurs fois cette opération.

(1) Mannhardt. *Congrès Heidelberg*, 1864. Analysé par Wecker, in *Ann. d'oculist.*, t. LIV, p. 106.

Presque en même temps que lui, Mannhardt proposait un procédé tout à fait analogue pour mûrir artificiellement la cataracte. Nous ne discuterons pas ici la question de priorité pour un fait si peu important. Qu'il suffise de savoir que la communication de Mannhardt, au Congrès de Heidelberg, est du 6 septembre 1864, et que dans la discussion qui suivit, on fit remarquer que le procédé avait été imaginé et pratiqué par Græfe. Plusieurs membres du Congrès, entre autres Arlt, de Welze, Ruete, avaient du reste pratiqué déjà le procédé de Græfe, qu'ils n'avaient pas trouvé sans dangers.

Mannhardt voulant transformer la cataracte incomplète en une cataracte traumatique complète, faisait une ponction de la cristalloïde, plusieurs jours avant l'extraction. Il arrivait au résultat recherché de deux manières différentes :

1° Il faisait une iridectomie et, pendant l'opération même, *il avait soin* de blesser le cristallin avec le couteau lancéolaire; cela fait, il attendait huit ou dix jours et faisait ensuite l'extraction à lambeau.

2° Dans d'autres cas, il ponctionnait la capsule avec l'aiguille à discission, et suivant les progrès de l'opacité du cristallin, il faisait l'extraction de trois à huit jours après la ponction. Il pratiquait alors la kératotomie à lambeau, en excisant l'iris avant ou après la sortie du cristallin.

L'iridectomie, lorsqu'elle a été employée quelque temps auparavant, entraîne un petit inconvénient que Mannhart signale tout de suite, c'est que le cristallin sort très vite après l'achèvement du lambeau. Il suffit d'être prévenu pour ne pas être troublé ou gêné par cette issue brusque du cristallin.

L'irritation de l'œil, qui succède au gonflement du cristallin ponctionné, n'apporte pas d'obstacles, d'après l'expérience de Mannhardt, à l'opération de la cataracte et disparaît quand celle-ci est terminée. Si l'opacité du cristallin met trop de temps à se conpléter, on répète la ponction plusieurs fois, jusqu'à ce que le but soit atteint.

A l'appui de sa méthode, Mannhardt présentait au Congrès sa statisque, portant sur une vingtaine de cas environ. Les cataractes incomplètes, opérées par lui, ont donné, comme résultat, une acuité visuelle plus grande que celles ou le procédé n'a pas été employé.

Comme on le voit entre les deux méthodes de Græfe et de Mannhardt, il n'y en avait que des différences insensibles et qui tenaient seulement à la manière de ponctionner la capsule. Il est probable que la première manière de faire de Mannhardt ne fut que rarement employée même pas l'auteur. Cette ponction avec le couteau lancéolaire ne permettait pas, en effet, une précision bien grande et pouvait entraîner de graves complications.

Beaucoup de chirurgiens acceptèrent, non sans quelques réserves, la pratique de Græfe et firent la maturation artificielle de la cataracte.

Dans une revue critique sur les différents procédés d'opération de la cataracte, Follin (1) dit avoir employé ce procédé et s'en être bien trouvé. Les idées des chirurgiens français à cette époque se retrouvent dans la thèse

______

(1) Follin. *Arch. gén. de médecine et de chirurgie*, 6ᵉ série, t. VII, p. 212, 1866.

de M. Vitrac (1). Il donne un certain nombre d'observations assez concluantes que nous avons résumées à la fin de ce travail.

Mais déjà vers 1869 ou 1870, la maturation artificielle de la cataracte de Græfe ne jouissait plus de la même faveur. Ce discrédit tenait à plusieurs causes.

Comme nous l'avons vu, tout à l'heure, le procédé avait été imaginé par de Græfe, par ce que, dans l'opération de Daviel, il était difficile d'entraîner les derniers restes cristalliniens. L'emploi de l'incision linéaire permettant des manœuvres plus prolongées et plus énergiques, on espérait obtenir la sortie des derniers restes corticaux. Nous savons aujourd'hui que même par l'extraction linéaire de Græfe, il n'est pas possible d'évacuer très complètement les parties encore transparentes du cristallin.

Mais l'abandon de cette méthode tenait à des causes bien plus sérieuses. Il était difficile d'obtenir par ce moyen un résultat certain, sans s'exposer à de graves dangers.

Quand il s'agissait d'une cataracte centrale des vieillards, de cette affection qu'on a désignée sous le nom de sclérose du cristallin, l'opération n'atteignait pas toujours le but désiré : les couches corticales ne devenaient opaques que dans une très petite étendue et ne permettaient pas une extraction facile. Förster dit qu'il n'a jamais vu se produire à la suite de la maturation par le procédé de Græfe des iritis ou des cyclites, mais qu'en revanche, sur les cristallins séniles, déjà en partie cataractés, l'effet a été toujours trop faible et nullement satisfaisant. On peut, dans ces sortes de cataracte, faire

(1) Vitrac. Thèse Paris, 1866, n° 209.

des incisions de 3 ou 4 millimètres sur la capsule antérieure, sans qu'il survienne un trouble plus étendu des
couches corticales correspondantes.

Mais non seulement la métbode n'était pas toujours
inefficace ; elle était quelquefois très dangereuse. Ce qui
faisait dire à Critchett (1) que tenter de provoquer la
maturité par la ponction est une conduite pleine de dangers, que le seul moyen qui puisse se justifier, dans ce
but, est la pratique de l'iridectomie.

Dans ses leçons sur la cataracte, faites à l'hôpital La-
riboisière en 1876, M. Panas résumait l'opinion des chirurgiens français dans les lignes suivantes, que nous
demandons la permission de reproduire (2).

« Avant la maturité complète on doit employer tous
les moyens possibles pour faire patienter le malade et
améliorer sa vue par l'emploi de l'atropine et des lunet-
nettes fumées. Mais quand ces moyens ne suffiront plus,
faudra-t-il intervenir en vue de hâter la maturité de la
cataracte ?

« C'est Græfe qui, le premier, proposa d'ajouter la discission de la capsule pour accélérer la marche de la cataracte spontanée. Cette pratique a été et est encore employée, surtout à l'étranger.

« Voyons si elle est bonne et si les faits cliniques ré-
pondent à la théorie. J'avoue que la proposition faite par
Græfe fit surgir dans mon esprit quelques objections.
Et d'abord nous savons que dans la cataracte spontanée
ii se fait une séparation complète de couches opacifiées ;
celles-ci finiront par ne plus adhérer à la capsule restée

(1) Critchett. *Ann. d'oculist.*, t. LXX, p. 166.
(2) Panas. Considérations pratiques sur les cataractes, leçons
recueillies par le Dr Bacchi. *Bull. thérap.*, sept.-oct. 1876.

transparente. Dans la cataracte traumatique, au contraire,
cette séparation n'a pas lieu. Le but de la maturation,
c'est-à-dire de la séparation, auquel on veut arriver par
cette intervention, est donc manqué. Les expériences
sur les animaux, qui ont été pratiquées en grand nombre
par beaucoup de chirurgiens, ont en effet démontré que
dans la cataracte traumatique, non seulement l'adhérence à la capsule n'est pas détruite, mais qu'il devient
même fort difficile de produire chez eux des cataractes
traumatiques.

« De plus, cette opération est loin d'être toujours in-
nocente. En effet, après la déchirure de la capsule antérieure, les couches du cristallin font irruption dans la
chambre antérieure et se gonflent au contact de l'humeur aqueuse, par suite d'une absorption rapide.

« Cet état provoque une vive douleur, une dureté considérable du globe oculaire, un état enfin qu'on ne sau-
rait mieux désigner que par la dénomination de *glaucome traumatique*. Si on ne porte pas promptement re-
mède à cet état de chose en pratiquant une iridectomie et
en permettant à une certaine portion de la substance
cristallinienne de s'échapper, on court le risque de per-
dre l'œil. Quant les accidents sont moins graves, les lésions peuvent se limiter à des iritis, des cyclites, des
choroïdites ; on n'a donc plus un œil normal à opérer.
Une cataracte traumatique étant donnée, on fait ce qu'on
peut, tandis qu'avec une cataracte spontanée on fait ce
qu'on veut. Cependant ces objections pouvaient tomber
devant les faits ; aussi je voulus essayer. Je pratiquai
cette opération pour la première fois chez un cordon-
nier cataracté, et après avoir passé par des accidents
phlegmasiques sérieux d'iritis, je procédai à l'extrac-

tion de la cataracte avec iridectomie. Celle-ci ne donna
toutefois qu'un résultat incomplet, à cause de la persistance
d'une cataracte capsulaire secondaire que j'ai dû extraire plus tard. Ce n'est donc qu'au prix de *trois opérations* successives que je parvins à rendre au malade une
acuité visuelle suffisante.

« Instruit par ce fait, qui était d'ailleurs conforme à
mes prévisions, je préfère quand le malade ne peut pas
attendre, lui faire de suite l'opération de la cataracte,
quitte à revenir, si le résultat n'a pas été complet, à une
seconde opération. En pareil cas on doit toujours aver-
tir le malade de la possibilité d'un résultat incomplet
et de la nécessité de pratiquer ultérieurement l'extraction de la cataracte capsulaire, qui en est souvent le
reliquat. »

Un de nos meilleurs ophtalmologistes de province,
M. Delacroix, de Reims, était arrivé à la même conclu-
sion à la suite de plusieurs observations faites dans sa
pratique. D'après les renseignements qu'il a bien voulu
nous fournir, il a employé quelquefois le procédé de
Græfe. « Dans un cas, la discission de la capsule fut suivie, au bout de peu d'heures, d'une attaque de glaucome traumatique assez formidable, pour le rendre par
la suite, moins pressé d'accélérer la maturité de ses cataractes. » Une extraction *immédiate* eut, il est vrai,
pour effet d'arrêter tous les accidents et le résultat définitif fut très bon, mais il n'en est pas moins vrai qu'il
est toujours grave de s'exposer à de pareilles éventua-
lités surtout pour une opération préparatoire.

Ainsi inefficacité dans certains cas, dangers très graves dans d'autres, telles sont les alternatives entre lesquelles se trouvaient les chirurgiens en employant la

méthode de Græfe et de Mannhardt. On comprend facilement qu'elle ait été abandonnée.

De ce procédé ingénieux en théorie, mais dangereux
en pratique, deux chirurgiens ont voulu conserver quelque chose pour faciliter l'extraction.

Correnti de Florence (1) et Spencer Watson (2) con-
seillèrent, il y a une dizaine d'années, de faire l'ouverture de la capsule avant de pratiquer la section de la
cornée dans l'opération de la cataracte sénile.

Ils reconnaissaient à ce procédé les avantages suivants : 1° La pupille, préalablement dilatée par l'atropine, reste dilatée et l'iris est en dehors de l'action de
l'aiguille. 2° Le champ pupillaire est bien éclairé et les
mouvements de l'aiguille peuvent être dirigés avec précision. 3° La nature de la cataracte est plus aisément
reconnue que par l'éclairage oblique ou l'ophtalmoscope :
la densité et l'épaisseur des couches corticales sont plus
faciles à déterminer. 4° Il n'y a pas à craindre la luxation du cristallin ou la déchirure du ligament suspenseur. 5° L'apparence des couches corticales et du noyau
permet de modifier le procédé opératoire.

Malgré tous les avantages que les inventeurs reconnaissaient à leur procédé, il ne fut guère employé, et à
part la communication de Spencer Watson et de Correnti,
nous n'en avons pas retrouvé trace dans les auteurs. Il
est facile de juger des inconvénients, on pourrait même
dire des dangers de cette méthode. Nous ne parlerons
seulement que de la possibilité de l'issue de l'humeur
aqueuse après la discission et par conséquent la grande

(1) Correnti (de Florence). *Ann. d'oculist.*, sep.-oct. 1872.
(2) Spencer Watson. *Med. Times and Gazette*, 9 mai 1874, I,
p. 499.

difficulté de faire manœuvrer le couteau à kératotomie dans la chambre antérieure. La diminution du sinus entre la cornée et l'iris peut encore être due à l'augmentation très rapide du volume du cristallin après la discission de la capsule et à la propulsion de l'iris en avant.

CHAPITRE II.

PROCÉDÉ DE FÖRSTER.

Comme nous l'avons dit plus haut, Förster, qui avait pratiqué le procédé de maturation de Græfe, lui reprochait surtout de ne pas donner un résultat suffisant. Il ne produisait pas la séparation des couches corticales antérieures.

C'est alors qu'il fut conduit à employer un nouveau moyen, qu'il considérait comme surtout applicable aux cataractes à marche lente, spécialement à la cataracte nucléaire de O. Becker. De même que Snellen (*Handb. V. Græfe And Sœmich*, *V, p.* 311), il avait remarqué qu'une iridectomie hâte parfois visiblement la maturation de la cataracte.

Ce fait était du reste bien connu et a été signalé plusieurs fois, particulièrement dans les iridectomies pratiquées pour un glaucome. Dans plusieurs circonstances, M. Panas a observé et nous a fait remarquer ces opacités cristalliniennes qui se forment très rapidement après l'iridectomie pratiquée dans le glaucome. On pourrait se demander si les frictions qu'on est obligé d'exercer sur la cornée pour faire sortir le sang de la chambre antérieure, ne sont pas pour beaucoup dans la production de ces altérations.

Récemment encore, M. Fano (1) publiait une obsertion de cataracte capsulo-lenticulaire survenue chez une femme à laquelle on avait fait antérieurement une pupille artificielle avec iridodialyse pour une atrésie de la pupille normale.

Forster émit une hypothèse d'après laquelle le changement de forme de cristallin, qui fait une saillie plus considérable après l'issue de l'humeur aqueuse, pouvait entraîner la séparation des couches corticales de la cristalloïde antérieure. Il avait, du reste, observé un cas très remarquable (obs. III) de maturation rapide après une iridectomie. Chez un homme de 45 ans, qui avait des noyaux cataractés des deux côtés et qui réclamait instamment une opération, il s'était proposé de pratiquer le procédé de Græfe. Mais, craignant une trop grande prolifération des couches corticales dans la chambre antérieure et les accidents qui en sont la conséquence, il fit précéder l'opération d'une iridectomie supérieure. A sa très grande surprise, les deux cristallins se troubièrent bientôt après l'iridectomie, si bien qu'il renonça à l'incision de la capsule, et, cinq semaines après l'iridectomie, il faisait l'extraction linéaire.

Cette déchéance (*Zerfall*) des couches corticales antérieures pouvait probablement être favorisée, si, après l'iridectomie, on entreprenait sur la cornée des frictions légères avec le dos d'un crochet à strabisme ou de la pince à iris fermée.

Förster fut tout de suite frappé de l'effet considérable produit par une faible pression sur la substance du cris-

(1) Fano. *Journal d'oculist. et de chirurgie*, 1880, VIII, 205-207.

tallin à travers la cornée non tendue. Si déjà on peut voir des rayons cataractés sur la surface antérieure du cristallin, on s'aperçoit que cette disposition est rapidement détruite et fait place à un trouble uniforme. Mais même dans les cas où on ne peut pas reconnaître les rayons corticaux, le trouble envahit les parties antérieures, à tel point qu'une cataracte, encore incomplète avant cette opération, est parfois devenue inpénétrable à la lumière après *six jours*. Le noyau jaune ambré de la cataracte sénile, qui jusqu'alors était bien distinctement visible à travers la partie antérieure, disparaît derrière la corticale opacifiée. Quatre à huit semaines après cette intervention, l'extraction peut être généralement entreprise, sans qu'on ait à redouter alors l'adhérence des fibres antérieures du cristallin à la capsule.

L'unique difficulté serait peut-être dans la mesure de la force à employer. Une pression trop forte pourrait occasionner le déchirement de la zonule de Zinn, et plus tard, au moment de l'extraction, une issue de l'humeur vitrée et un détachement plus difficile du cristallin. On n'a jamais à craindre *l'éclatement* de la capsule et la formation d'une véritable cataracte traumatique. Par contre, si la pression était trop faible, la connection des fibres cristalliniennes ne serait pas altérée et la maturation ferait défaut.

Mais, ajoute Förster, cette difficulté n'est qu'apparente. Celui qui peut faire des opérations de cataracte possède le toucher suffisamment délicat pour savoir quelle est la force de pression à exercer.

Le procédé, du reste, ne peut pas réussir dans tous les cas et à tous les degrés de formation de cataracte. Dans les cataractes choroïdiennes, par exemple, la corticale postérieure seule étant troublée, ce pétrissement de la cornée ne peut avoir aucune action. Cette opération réussira plus sûrement lorsqu'il existe un noyau solide, plus ou moins troublé. La substance corticale se trouvera, en quelque sorte, broyée entre la cornée et ce noyau. Une autre condition de succès rapide, c'est qu'il y ait déjà quelques rayons cataractés sur la surface antérieure, alors même qu'ils seraient très périphériques.

L'expérience de Förster reposait déjà, au moment de la publication de son article, sur plus de deux cents cas. Nous reproduisons, dans le chapitre consacré aux observations, trois des faits les plus importants relatés par lui ; on peut voir qu'il s'agit toujours de sujets âgés ayant des cataractes incomplètes des deux côtés. L'opération n'a jamais été suivie d'aucun accident.

L'appui du nom de Förster devait déjà donner un certain crédit à cette méthode. En France, elle fut tout de suite acceptée avec enthousiasme par M. Meyer. Depuis six mois environ, il l'a pratiquée 12 fois et dans tous les cas il a obtenu un excellent résultat.

A Lyon, M. Dor a remarqué que le procédé n'était pas sans quelques inconvénients qui méritent d'être signalés. Un de ses élèves, M. Nasser, doit présenter prochainement devant la Faculté de Lyon une thèse sur ce sujet et donner le résultat de la pratique de ce savant maître.

M. le professeur Panas, toujours prêt à essayer les innovations chirurgicales, lorsqu'elles sont rationnelles et dignes d'être contrôlées, M. Panas a pratiqué le procédé de Förster. Il pense qu'il est nécessaire de faire encore quelques réserves que nous formulerons dans le chapitre suivant.

CHAPITRE III.

§ 1. — Maturité de la cataracte.

Il est nécessaire d'établir tout d'abord ce qu'on entend par maturité complète de la cataracte. On peut dire avec la plupart des auteurs que la cataracte est mûre lorsque toutes les fibres cristalliniennes ont perdu leur transparence et font corps avec les couches profondes plutôt qu'avec la capsule. Il faut, suivant l'expression de Arlt, que le cristallin soit contenu dans la cristalloïde, comme un fruit mûr est couché dans sa capsule. Alors seulement l'extraction des masses corticales devient facile ; le champ pupillaire est parfaitement libre les jours suivants ; il n'y a pas à craindre d'iritis ou d'irido-cyclite consécutives.

On reconnaît que la cataracte est arrivée à cette période, non seulement par les troubles fonctionnels qui indiquent une amblyopie plus ou moins absolue, mais surtout par les signes physiques que nous fournissent l'ophthalmoscope et l'éclairage oblique.

Ici nous devons faire une division absolue entre les cataractes molles et les cataractes à noyau dur, sclérose du cristallin, désignées encore sous le nom de cataractes séniles. C'est celles que nous aurons surtout en vue, car elles sont, plus que tout autre, justiciables de la maturation artificielle.

La cataracte sénile est caractérisée par ce fait que l'opacification des couches phériphériques survient seulement quand le noyau a déjà subi la sclérose complète

Abadie). Les opacités périphériques occupent d'abord
la région équatoriale, elles offrent l'apparence de stries
triangulaires, de secteurs qui s'avancent lentement vers
le centre de la pupille. Pour expliquer cette disposition,
O. Becker avait pensé qu'il existait une véritable dis-
jonction entre le noyau cataracté et les couches corticales adjacentes. Peu à peu les fibres périphériques,
baignées peut-être par le liquide venu des parties voi-
sines, deviennent opaques à leur tour. Pendant longtemps encore ces stries, petites, rayonnées d'un gris
jaunâtre, restent stationnaires ; on peut être assuré alors
qu'il s'écoulera un temps fort long avant que la cataracte soit complète.

Quand les stries se sont élargies au point de se réunir
par leurs bords, qu'elles ne laissent plus pénétrer les
rayons lumineux, on doit penser que la cataracte est
mûre. Au moyen de l'éclairage oblique, on devra s'as-
surer que le bord pigmenté de l'iris tranche nettement
sur le fond de la cataracte. S'il reste, au contraire, une
couche transparente, on pourra distinguer une zone cir-
culaire noire entre le bord pupillaire et le fond opaque.
C'est l'ombre portée de l'iris déjà signalée par les an-
ciens. Förster fait remarquer, avec raison, que ce signe
ne permet pas toujours d'affirmer l'existence de couches
encore transparentes, en un mot qu'il ne peut pas servir
de signe pathognomonique pour le diagnostic de la maturité de la cataracte.

Les difficultés deviennent plus grandes s'il s'agit de
cataractes molles. Ici les opacités peuvent débuter tantôt par les parties périphériques, tantôt par le centre de
la lentille ; quelquefois elles se montrent d'une façon
diffuse dans toute son étendue. On comprend que, dans

ces conditions, il est difficile d'être renseigné sur l'état de maturité de la cataracte. Les couches profondes et le noyau sont-ils pris, alors que l'éclairage du fond de l'œil est impossible et que la corticale est uniformément blanche, c'est ce qu'il est impossible d'affirmer. Il est vrai de dire que, dans ces cas, le diagnostic de la maturité a moins d'importance ; on sait que la marche est plus rapide, on a donc moins souvent à intervenir dans cette variété de cataracte.

D'après ce qui précède, on voit qu'il n'est pas toujours possible de savoir si une cataracte est entrée dans la période de pleine maturité, suivant la définition que nous en avons donnée plus haut, et s'il est possible de compter sur une sortie favorable de la masse totale du cristallin.

§ 2. — Avantages de la maturation.

Mais est-il bien nécessaire d'attendre cette période et ne peut-on pas opérer bien avant, sans provoquer la maturation ?

Les auteurs sont loin d'être d'accord sur ce point. Warlomont (1), Liebreich (2) pensent que, sans doute, la maturité est une condition favorable à l'extraction, en ce qu'elle facilite l'expulsion des masses corticales, mais elle n'est pas une condition absolue. Pour eux, quand la vision est perdue, la cataracte ne fût-elle pas mûre, on est parfaitement autorisé à en faire l'extrac-

(1) Warlomont. *Dict. encycl. des sc. méd.*, 1ʳᵉ série, t. XIII, p. 137.

(2) Liebreich. *Nouveau dict. de méd. et de chir. pratiques*, t. VI, p. 514.

tion ; seulement il faut veiller dans ces cas, avec un soin particulier, à la sortie des parties corticales.

Dans les cataractes dures, qui ne mûrissent que lentement ou pas du tout, la maturité a heureusement beaucoup moins d'importance. Il existe une transition, insensible entre la consistance des fibres du centre et celles de la périphérie, leur cohérence est plus grande et elles se détachent plus facilement de la cristalloïde (Liebreich).

Telle est encore l'opinion de M. de Wecker qui, dans un article récent (1), à propos du procédé que nous décrivons, s'exprime ainsi : « Tous ces essais de maturation artificielle de la cataracte sont mort-nés, même lorsqu'ils sont prônés par un homme aussi éminent que M. Förster, attendu qu'en faisant de larges sections à lambeau, sans trop ménager l'excision de l'iris, les cataractes les plus incomplètes sortent facilement et donnent un résultat parfait pour la vision. »

Malgré leur grande autorité, nous ne pouvons accepter l'opinion de M. de Wecker et des auteurs que nous avons cités plus haut.

On ne peut pas faire la toilette complète de la pupille dans les cataractes incomplètement mûres pour deux raisons : 1° parce qu'on ne voit pas les couches corticales ; 2° parce qu'elles ne se détachent pas. M. Wecker a parfaitement compris cette difficulté ; aussi s'attache-t-il surtout à faire un nettoyage prolongé du champ pupillaire. C'est pour cela que, dans les derniers perfectionnements qu'il vient d'apporter à l'opération de la cataracte, il projette sur l'œil, pendant ce dernier

(1) Wecker. *Ann. d'oculist.* 12ᵉ série, t. VIII, nov.-déc. 1882, p. 223.

temps, une lumière très vive qui permet de distinguer les moindres détails.

Malgré toutes ces précautions, il nous semble difficile d'apercevoir des fibres cristalliniennes encore transparentes, et les verrait-on, il serait impossible de les détacher. C'est seulement les jours suivants que l'on voit toutes ces couches cristalliniennes remplir le champ pupillaire et que l'on doit craindre des accidents d'iritis ou d'irido-cyclite.

L'influence qu'exercent ces couches sur l'œil tient à des causes diverses : à l'état antérieur, à l'affection générale qui est la cause de la cataracte, au siège des couches corticales, soit en avant, soit en arrière; peut-être même à des différences chimiques dans la structure du noyau. (Meyer, Comm. orale.) Quoi qu'il en soit, elles constituent un danger permanent et qu'il est impossible d'éviter, même avec une toilette complète, si la cataracte n'est pas entièrement mûre.

L'extraction des masses corticales en totalité est tellement importante que tous les chirurgiens, ou presque tous, la considèrent comme un point capital. En 1865, Arlt s'exprimait ainsi devant le congrès d'ophthalmologie de Vienne : « Le point important dans l'extraction et qui me préoccupe le plus, ce n'est pas l'incision, mais l'évacuation complète des masses corticales. Si je savais un moyen de débarrasser la capsule de tout élément cristallinien, je me ferais fort de mener à bonne fin toutes les opérations de cataracte, sans en excepter les cas où l'œil se perd à la suite de chocs, de coups, etc... » — C'est pour la même raison que Pagenstecker, en 1866, essaya d'extraire dans tous les cas, à l'aide de la curette et par kératotomie inférieure, combinée avec l'iridectomie, la totalité de l'appareil cristallinien, lentille et capsule. Cette idée, qui avait été appliquée déjà en 1773 par Richter, et en 1799 par Beer, avait été abandonnée comme trop dangereuse. Il fallait, en effet, opérer en plein corps vitré, on s'exposait à une perte considérable du vitreum. Cette méthode ne put donc pas se généraliser; aujourd'hui elle est appliquée seulement pour les cas de cataractes adhérentes.

De toutes ces tentatives diverses, un fait important est à retenir, c'est la préoccupation constante des chirurgiens de se débarrasser des couches corticales antérieures ou postérieures qui restent dans le champ pupillaire après la sortie du noyau, lorsque la cataracte n'est pas complètement mûre. Quel que soit le soin qu'on apporte à la toilette de la pupille, il reste, malgré tout, des couches corticales qui vont s'opacifier et se gonfler dès le lendemain de l'opération, et seront un inconvénient notable, peut-être même un danger sérieux.

On comprend dès lors que les chirurgiens aient cherché à produire la maturation artificielle de la cataracte, c'est-à-dire l'opacification des couches antérieures et leur détachement de la capsule antérieure. Nous devons accepter ces modifications importantes à la thérapeutique chirurgicale de la cataracte, lorsqu'elles ont été suffisamment contrôlées et qu'il est bien démontré que ces opérations préliminaires n'apportent pas un danger plus grand pour l'œil, et facilitent au contraire beaucoup l'opération curative.

§ 3. — Indications.

Une première indication formelle pour tenter la maturation artificielle, c'est que la vue soit suffisamment abaissée pour que le malade ne puisse plus se conduire et vaquer à ses occupations. Ceci tient à plusieurs causes. Tantôt les deux yeux ont été affectés simultanément et l'amblyopie est à peu près égale des deux côtés. Tantôt la vue de l'œil, opposé à la cataracte incomplète, est perdue depuis longtemps par suite de lésions diverses. Dans les observations que nous publions à la fin de ce travail, la vue était abolie depuis longtemps sur un de ses yeux par décollement de la rétine, par choroïdite, ou bien après une opération de cataracte malheureuse ayant entraîné soit de l'iridochoroïdite plastique, soit même une panophthalmie.

Il faut, en second lieu, tenir grand compte des *conditions sociales* dans lesquelles se trouvent les malades. Lorsqu'on a affaire à une personne riche, qui n'a pas besoin de travailler et qui peut attendre patiemment la maturité complète de la cataracte, il vaut mieux ne pas opérer. Quelle que soit l'innocuité de cet acte préliminaire, il n'en est pas moins vrai que les malades redouteront une double opération, soit à cause des souffrances qu'ils auraient à endurer, soit à cause des chances d'insuccès que ces opérations peuvent entraîner. Sans doute, on trouve beaucoup de sujets qui supportent très mal cette longue durée de la maturité de la cataracte sénile, et ils demandent avec insistance une intervention hâtive. Lorsque tous les moyens médicaux ont échoué, lunettes

fumées, atropine, lorsque le malade ne distingue plus
que très mal les objets rapprochés de ses yeux, faut-il
intervenir sur la demande expresse des malades ? Dans
ces cas seulement, on peut tenter la maturation artificielle de la cataracte en prévenant le malade de la
nécessité de deux opérations consécutives, en lui faisant peser les chances de succès, en un mot, en met-
tant, autant que possible, sa responsabilité à couvert.

Mais chez les sujets qui se présentent dans nos hôpitaux ou dans les cliniques particulières, les conditions
sont différentes. Ici, l'incapacité du travail est une
question vitale, et cette incapacité commence bien
avant la maturité complète. Dès ce jour, ces malheu-
reux sont des infirmes, incapables de subvenir à leurs
besoins et ils tombent dans la plus affreuse misère. Si
c'est un père de famille, les conséquences sont encore
plus graves. Il suffit de suivre pendant quelque temps
les hôpitaux et les cliniques pour voir à chaque instant
ces malades attendant avec impatience cette opération
libératrice et qui reviennent sans cesse, espérant toujours que le moment est arrivé.

On comprend très bien que dans ces conditions les
chirurgiens se soient laissés tenter et aient essayé d'opérer hâtivement. Mais beaucoup ont eu des insuccès qui
les ont rendus plus circonspects et leur ont fait abandonner cette manière d'agir.

C'est dans ces cas que la maturation artificielle par le
procédé de Förster doit donner de bons résultats et peut
être conseillée. Les malades accepteront avec empresse-
ment une opération, quelle qu'elle soit, qui leur permettra de reprendre plus tôt leur travail.

Une autre indication très importante tient à la *nature*

et au degré de maturité de la cataracte. Il est facile de se convaincre que cette opération ne peut pas réussir aussi bien dans tous les cas. Förster l'avait réservée pour les cataractes séniles. Il donnait pour cela plusieurs raisons. Tout d'abord, c'est cette variété qui, de beaucoup, mûrit plus lentement, et donne lieu assez vite à une incapacité de travail qui peut durer plusieurs années. Il est en outre nécessaire de faire remarquer que si la théorie de Förster est vraie, l'action du massage s'exerce plus facilement, les couches antérieures se trouvent pour ainsi dire broyées entre la cornée et le noyau.

Du reste, c'est surtout ces portions antérieures du cristallin qui sont les plus importantes. Il résulte de recherches nombreuses que, dans les cataractes séniles, le noyau touche en arrière la capsule, tandis que, en avant, il est recouvert d'une épaisse couche de cortex. La disposition des fibres cristalliniennes rend parfaitement compte de ce fait.

L'action du massage réussira d'autant mieux que déjà il existe à la périphérie des rayons cataractés, mais cette condition n'est pas obligatoire et ne doit pas empêcher de faire la maturation.

On peut même aller plus loin et se demander si l'action des frictions sur la cornée, après iridectomie, ne peut pas aider à la maturation des cataractes demi-molles, sans noyau. Förster dit qu'il n'a pas réussi à obtenir un effet quelconque dans ces cas, mais nous donnons une observation de M. Meyer d'après laquelle il semblerait démontré que l'action peut s'exercer même sur les cataractes ne présentant pas de noyau dur. L'expérience n'est pas suffisamment faite sur ce point pour

qu'on puisse donner une opinion absolue. Les recherches et les expérimentations sur les animaux pourront
aider à la solution de ce problème.

§ 4. — Manuel opératoire.

Lorsque l'opération est décidée, il faut prévenir le
malade qu'on va lui faire non pas l'extraction, mais une
opération préliminaire, qui permettra de lui enlever
beaucoup plus tôt sa cataracte.

On fait alors une petite incision linéaire très périphérique avec le couteau lancéolaire et on pratique l'excision
de l'iris. Cette iridectomie doit être assez petite comme
dans les iridectomies qui précèdent l'opération de la
cataracte. Lorsque l'excision a été bien faite, la pupille
prend la forme d'un trou de serrure.

On procède alors au massage de l'œil. Les frictions
sont faites directement sur la cornée ou à travers la
paupière inférieure. Lorsqu'on frictionne directement la
cornée, on emploie un instrument mousse quelconque,
le dos de la pince à iris (Förster), le dos d'un crochet à
strabisme (Meyer). On pourrait craindre que l'application de ces instruments métalliques produise une des-
quamation épithéliale de la cornée. On sait, en effet, avec
quelle facilité se détache l'épithélium de la membrane
de Bowmann, ce qui donne lieu à un dépoli de la cornée
qu'il est possible d'observer même après l'application
de l'écarteur des paupières.

Il ne semble pas que, dans les cas rapportés par
MM. Meyer et Förster, quelque inconvénient en soit ré-
sulté. Il serait, d'ailleurs, facile de remplacer l'instru-

ment métallique par un instrument plus souple, telle
que la spatule en écaille ou la curette en caoutchouc
durci. On peut même, comme l'a fait M. Panas, exercer
les pressions avec le doigt à travers la paupière inférieure, comme si on voulait extraire les derniers restes
cristalliniens de la capsule ou du sang de la chambre
antérieure après une iridectomie.

Quel que soit le moyen employé, il faut que les frictions soient assez énergiques pour déprimer la cornée à
chaque mouvement et que sa face postérieure s'applique
sur la cristalloïde antérieure. Alors seulement on peut
espérer une action suffisante sur les couches corticales
antérieures et leur détachement de la cristalloïde. Par
contre, une action trop énergique et trop brutale pourrait donner lieu à des accidents, soit la luxation du cristallin, soit de l'iritis ou de l'irido-cyclite. Dans ces cas
même, on ne doit pas accuser complètement le massage,
mais bien plutôt des altérations préexistantes du ligament suspenseur du cristallin, ou une prédisposition
aux inflammations de l'iris ou du cercle ciliaire.

Il est d'ailleurs assez difficile d'indiquer exactement
quelle est la force à exercer, et on peut dire avec de
Förster que celui qui peut faire des opérations de cataracte
possède le toucher assez délicat pour savoir jusqu'à quel
point il doit pousser ce pétrissement de la cornée. Après
une série de frictions qui ne dépassent guère vingt ou
trente, et qui ne durent pas plus d'une demi-minute,
l'opération est terminée. Il ne faut pas continuer ce
massage plus longtemps; on a reconnu qu'il est largement suffisant et il ne faut pas prolonger inutilement la
douleur assez vive supportée par le malade. Un bandage
occlusif est alors appliqué sur l'œil; il peut être enlevé

dès le surlendemain, la chambre antérieure se reformant aussi vite que dans une simple iridectomie.

Ainsi, pour que le massage de la corticale antérieure soit fait avec soin, il faut qu'il agisse aussi directement que possible, et pour cela trois conditions doivent être remplies (Meyer) : 1° action directe sur la corné 2° évacuation de l'humeur aqueuse ; 3° autant que possible, dilatation de la pupille.

L'iridectomie ne serait donc pas absolument nécessaire et on pourrait faire la paracentèse de la cornée. En pratique, nous croyons que cette manière d'agir ne suffirait pas. Quelle que soit la dilatation préalable de la pupille par l'atropine ou la duboisine, aussitôt que l'humeur aqueuse a été évacuée, le sphincter irien se contracte, et l'iris s'interpose entre la face postérieure de la cornée et la cristalloïde antérieure. Il empêche par conséquent l'action très directe du massage sur le cristallin ; en outre ce pétrissement pourrait ne pas être sans inconvénient sur l'iris et donner lieu à des phénomènes inflammatoires de cette membrane.

Nous avons essayé le massage de l'œil avec ponction de la chambre antérieure, sans iridectomie, chez un vieux chien du laboratoire de l'Hôtel-Dieu. Il avait les noyaux du cristallin sclérosés et présentant à l'éclairage oblique une coloration jaune ambrée très nette.

Nous avons complètement échoué ; malgré des frictions assez énergiques, les couches antérieures ne se sont pas opacifiées, et, à notre grande confusion, le chien voit aussi bien qu'auparavant.

§ 5. — Suite de l'opération.

La réaction inflammatoire étant presque nulle, on voit dès le lendemain la chambre antérieure se reformer et bientôt il est possible de cesser l'application d'un bandage.

L'effet sur la cataracte peut se produire très rapidement et l'opacification peut se faire dans les premières vingt-quatre heures.

On remarque alors que les couches antérieures, déjà troublées, présentent une coloration blanc bleuâtre très nette. Ce trouble de la corticale peut occuper toute la surface antérieure du cristallin ou seulement envahir une partie de cette surface, généralement la région polaire. L'ombre portée de l'iris a déjà disparu et le fond de l'œil est inéclairable.

Mais c'est en moyenne vers le cinquième ou le sixième jour que le trouble est parfaitement manifeste, dans les cas heureux. Lorsqu'on a eu affaire à une cataracte incomplète présentant quelques rayons corticaux déjà opacifiés, le trouble a envahi totalement la partie visible de la face antérieure et on ne peut plus reconnaître cette disposition par secteurs sur laquelle Förster insiste si souvent dans son article.

Mais, même à cette période, il est possible avec un peu d'habitude de distinguer les couches nouvellement opacifiées de celles qui étaient primitivement cataractées.

Les premières ont un aspect blanc bleuâtre tout à fait caractéristique. Ces différences dans l'aspect des fibres

De Lapersonne.   3

cristalliniennes tiennent, évidemme nt, à des différences dans la consistance des diverses parties de la lentille. Nous verrons, en effet, que les couches nouvellement cataractées sont sensiblement plus molles que celles qui étaient devenues opaques depuis longtemps.

Lorsque le cortex antérieur ne s'est pas altéré dans les premiers jours, peut-on espérer encore qu'il se formera une opacification secondaire ?

Nous ne pouvons donner rien de précis à ce sujet. Nous avons vu chez M. Meyer un malade dont la cataracte n'avait présenté aucun changement dans les premiers jours. Ce n'est que vers le neuvième ou le dixième jour que le trouble a envahi la corticale antérieure et s'est répandu alors très rapidement dans toutes les parties encore saines. Il y aurait donc un enseignement assez important à retenir de ce fait, c'est qu'il ne faut pas se hâter de croire à un échec de la méthode et de procéder à une nouvelle séance de massage de l'œil. D'ailleurs des séances trop souvent répétées pouraient peut-être entraîner une inflammation de l'iris et des accidents assez sérieux.

§ 6. — EXTRACTION DE LA CATARACTE.

Il est nécessaire d'attendre un certain temps avant de pratiquer l'extraction, non pas que les phénomènes d'irritation de l'œil ne soient complètement passés, mais parce que l'action de la maturation est plus certaine en attendant quelque temps.

Dans ses premières opérations, Förster attendait deux et même trois mois. On peut réduire ce temps et opérer la cataracte trois semaines ou un mois après le massage de l'œil.

L'opération de l'extraction devient relativement très facile; grâce à l'iridectomie préalable qui a été faite, il suffira de pratiquer la kératotomie à lambeau assez large parce que le noyau est presque toujours volumineux.

Ici se présente quelquefois une petite difficulté. Dans un des cas que nous avons observés (obs. XII) le noyau était sorti facilement, mais il restait quelques couches corticales antérieures. On eut quelque peine à ramener en dehors ces restes cristalliniens, non plus à cause de leur adhérence, mais à cause de leur peu de consistance. Ils formaient une masse demi liquide, visqueuse, que les frictions sur la cornée ne pouvaient guère faire sortir. Il resta donc quelque chose dans la capsule et les jours suivants la pupille était obstruée par des débris de capsule et quelques restes cristalliniens.

Ce fait n'a été observé ni par Förster, ni par M. Meyer ; il mérite cependant d'être signalé et nous oblige à faire quelques réserves au point de vue du succès complet de la méthode. Cette consistance particulière des dernières fibres tenait-elle à la nature même de la cataracte, puisque l'extraction a été faite assez longtemps après la maturation (sept semaines)? C'est ce qu'il nous est impossible de dire dans l'état actuel de la question.

M. Meyer a remarqué qu'au moment de la discission de la capsule, il s'écoulait une petite partie de couches liquides ; mais elles étaient entraînées avant le noyau, et ne gênaient en aucune façon la toilette du champ pupillaire.

Le résultat définitif est bon le plus souvent; dès le

lendemain la chambre antérieure est reformée et les choses se passent beaucoup plus simplement que dans une opération ordinaire, lorqu'on a pratiqué l'iridectomie dans la même séance. On savait d'ailleurs, depuis longtemps cela, et plusieurs auteurs, entre autres Nélaton, avaient conseillé de faire l'iridectomie un certain temps avant l'extraction. On espérait diminuer ainsi les dangers de l'opération dans une seule séance.

§ 7. — INSUCCÈS ET ACCIDENTS DE LA MATURATION.

La maturation artificielle de la cataracte par le procédé de Förster est, d'une façon générale, une bonne opération, nous nous hâtons de le dire; mais il ne faudrait pas croire qu'elle réussisse dans tous les cas sans exception. Nous sommes obligés de parler des insuccès et des accidents, même légers, qui ont été signalés par l'emploi de cette méthode; il serait trop imprudent de dire que ce procédé est infaillible.

Dans un cas (obs. XIII), la maturation a totalement échoué à deux reprises différentes. On se trouvait cependant en présence d'un cas qui paraissait très favorable. Il s'agissait d'une cataracte sénile, à noyau dur, et ayant déjà à la périphérie de la corticale antérieure des rayons cataractés. Malgré deux séances assez prolongées de massage, nous n'avons pas observé le moindre trouble consécutif. Les deux séances on été séparées l'une de l'autre par un intervalle de plus de quinze jours. La dernière date maintenant d'environ un mois, et aucun changement ne s'est encore produit. On nous objectera, sans doute, que chez cette malade le massage n'avait pas été fait directement sur la cornée, mais à travers la paupière et avec la pulpe du doigt. Mais nous ferons remarquer que cette même manière d'agir avait admirablement réussi chez une autre malade quelque temps auparavant.

La maturation artificielle de Förster n'est pas seulement susceptible d'échouer, elle peut donner lieu à des accidents qui, bien que légers, méritent d'être mentionnés.

M. Dor a bien voulu nous communiquer le résultat de sa pratique à ce sujet. Il se déclare tout d'abord partisan de la méthode; dans les cas qui ont rempli les indications que nous avons passées en revue, elle lui a donné des résultats absolument certains. Toutefois, dit-il, elle n'est pas toujours sans dangers.

Dans deux cas M. Dor a observé, trois semaines après l'opération, une légère attaque d'iritis cédant sous l'influence de l'atropine. Pour un de ces cas, il y a eu une récidive d'iritis cinq semaines après la maturation ; l'inflammation n'a pas cédé au traitement médical et a obligé le chirurgien à faire une seconde iridectomie en bas. L'extraction s'est faite ensuite avec succès. Enfin dans un troisième cas, après plusieurs poussées d'iritis légères, le cristallin, d'abord assez tuméfié, est entré en voie de résorption spontanée, comme après une cataracte traumatique, et aujourd'hui il a diminué des 2/3 de son volume. Le malade est encore en traitement à la Clinique de M. Dor.

Ainsi il est bon d'être prévenu des accidents qui peuvent survenir après l'emploi de la méthode de maturation. Nous devons dire cependant que ces accidents sont relativement peu graves et qu'ils cèdent facilement même à un traitement médical. D'ailleurs ces poussées d'iritis ne seraient-elles pas dues en partie à un état général du malade?

Toutes ces imperfections diminueront peut-être lorsque les chirurgiens seront plus habitués à se servir de ce procédé. Nous devons cependant retenir un fait important, c'est que la méthode de Förster pour la maturation artificielle de la cataracte ne réussit pas toujours et donne lieu à quelques accidents inflammatoires, même entre les mains des meilleurs chirurgiens.

CHAPITRE IV

OBSERVATIONS

OBSERVATION I (résumée).

Cataracte double corticale, demi molle; discission et extraction linéaire
(thèse de Vitrac, Paris, 1866, n° 209).

B..., 38 ans, se présente à la clinique de M. Galezowski, le 25 mai 1866.

O. D., opacités striées, corticales, à la surface antérieure du cristallin, et dans les couches corticales postérieures : le noyau est transparent. Ces opacités laissent encore apercevoir le fond de l'œil, mais d'une manière très confuse. Le malade compte à peine les doigts.

O. G., opacités périphériques, il peut encore se conduire et même lire les gros caractères.

La vue qui avait été toujours bonne, depuis six ou huit mois seulement commençait à se troubler. Au mois de février dernier, il fut pris d'un érysipèle de la face et lorsqu'il se rétablit à la suite de cette maladie, il s'aperçut que la cataracte avait fait de rapides progrès.

Première discission le 5 juin, la pupille ayant été dilatée préalablement pendant quelques jours. L'ouverture faite à la cristalloïde antérieure est de 1,1/2^{mm}. Le gonflement marche lentement, il se fait une imbibition des couches corticales au voisinage de la plaie.

Le 13 juin, une seconde discission est pratiquée, plus large que la première et, en même temps, l'aiguille est entièrement enfoncée dans le cristallin. Dès le lendemain, il commence à se former un bouchon blanchâtre qui fait saillie à travers la plaie capsulaire dans la chambre antérieure. Ce bouchon n'augmente pas pendant dix jours.

24 juin, troisième discission en croix. Le ramollissement envahit rapidement toutes les couches du cristallin, qui augmente bientôt de volume, repousse l'iris en avant, de sorte que l'opération de l'extraction linéaire, se trouvant pour ainsi dire indiquée par ces transformations, est pratiquée le 4 juillet — extraction du cristallin avec la curette de Daviel, trois ou quatre introductions de la curette sont nécessaires.

Cicatrisation marche rapidement.

Au bout d'un mois il voit très bien au loin avec verres convexes + 5 (pouces) et de près + 2 1/2.

Observation II (résumée).

Cataracte double corticale, une discission, puis extraction.
(thèse de Vitrac, Paris, 1866).

Rosalie V..., 50 ans, entre à l'hôpital Saint-Antoine, service de M. Foucher, le 22 juin 1866.

Début il y a quatre ans ; ne distingue plus les objets de l'œil droit. Il y a six mois, elle a remarqué un trouble de l'œil gauche : de ce côté la vision n'est pas entièrement abolie et lui permet de se guider dans la rue. Pas de maladies antérieures, rien dans les urines.

Le 29 juin O. D., discission de la capsule antérieure, l'incision ayant une étendue d'environ 3 mm.

L'aiguille de Bowmann éprouve, après avoir traversé les couches corticales ramollies, une résistance qui dénote en ce point la présence d'un noyau de cristallin. Atropine, compresses froides.

Les jours suivants rien d'anormal; le 7 juillet, on voit un petit flocon blanc de substance corticale engagé à travers la pupille et faisant dans la chambre antérieure une légère saillie. Pendant les douze jours qui suivent, la résorption de ce bourgeon s'opère graduellement et le 20, la plaie capsulaire paraît oblitérée.

Le 25 juillet. M. Foucher pratique l'extraction linéaire, mais à peine la section cornéale est-elle pratiquée, que le cristallin, encore enfermé dans sa capsule, est expulsé par une contraction spasmodique de l'œil, il sort à la suite une petite portion d'humeur vitrée.

Quelques jours après, la plaie était cicatrisée, la pupille noire et brillante. La malade distingue sans beaucoup de peine les objet qui l'entourent.

OBSERVATION III.

FÖRSTER, *Arch. für Augenh.*, XII, 1, p. 6.

Chez un professeur de collège de la Silésie supérieure, M. A..., âgé de 45 ans, on avait diagnostiqué à gauche une cataracte commençante en janvier 1873; à droite une cataracte plus avancée.

L'œil gauche seul permettait encore le travail et la lecture. En septembre 1874, il ne peut plus travailler. Dans les deux cristallins des noyaux jaunes ambrés, la corticale troublée seulement en partie. La maturité n'était pas à prévoir avant un an. Pour échapper à la misère, le malade pressait pour l'opération. Förster lui proposa une incision de la capsule par le procédé de Græfe ; mais comme la couche corticale antérieure était très épaisse et qu'il fallait craindre une irruption des masses opacifiées, Förster la fit précéder d'une iridectomie sur chaque œil, le 1er octobre 1874. A sa grande surprise les deux cristallins se troublèrent bientôt après l'iridectomie, si bien qu'on renonça à l'incision de la capsule, et déjà, cinq semaines après l'iridectomie, la cataracte de l'œil droit pouvait être extraite comme mûre.

La cataracte de l'œil gauche était aussi entièrement troublée à cette époque ; cependant la surface antérieure apparut avec des secteurs très accentués. Cinq mois plus tard, ces secteurs avaient disparu et l'extraction fut faite.

Les deux opérations se passèrent d'une façon normale, sans restes corticaux et la guérison ne laissa rien à désirer.

OBSERVATION IV.

FÖRSTER, Arch. für Augenh., XII, 1, p. 10

Fr. Kassel, 51 ans. En janvier 1872, O. G : noyau de cristallin, petit, troublé, blanchâtre, reconnaissant à peine avec + 12 (pouces) le n° 8 de Snellen ; depuis huit ans déjà diminution progressive de la vue. En octobre 1877, c'est-à-dire, *cinq ans et demi* plus tard : O. G., noyau petit, blanchâtre, entouré d'une abondante couche de substance corticale parfaitement translucide.

15 octobre 1877. Iridectomie supérieure avec massage cortical. Après sept jours on ne peut plus distinguer le noyau blanc : la zone environnante de substance corticale non troublée, qui apparaissait sombre, a fait place à une opacité blanche. Au 15 janvier 1878 : extraction linéaire périphérique. Au 15 février : Le malade sort. Les bords pupillaires sont très nets, les milieux réfringents sont clairs. La papille est très distinctement reconnaissable.

Observation V.

Förster, in *Arch. für Augenh.*, XII, 1, p. 10, 1882.

M. Philipp, 65 ans. En septembre 1874, O. G., perdu depuis quelques années par décollement rétinien.

O. D., flocons du corps vitré : trouble du noyau de couleur verdâtre, traces de trouble dans la corticale. Atrophie choroïdienne, scléro-choroïdite postérieure ; n° 3 Sn., à peine aperçu, mais n'est pas lu. Un homme vif et actif. En mars 1877, après atropinisation, papille presque visible ainsi que les flocons du corps vitré. Lit encore les syllabes du n° V Sn. En septembre 1877, état stationnaire, noyau brun foncé, aucun trouble des masses corticales.

Le 18 septembre. Iridectomie et massage. Dix jours plus tard, la pupille n'est plus éclairable. Le n° 24 (Jœger) n'est plus reconnu, une mince couche corticale troublée est étendue sur le noyau. Au 6 mars 1877, extraction avec sortie de la substance cristallinienne et bonne guérison.

Observation VI.

Förster, in *Arch. für Augenh.*, XII, 1, p. 10.

M. Frobenius, 67 ans, mai 1876. Cataracte commençante des deux côtés. O. G. reconnaît à peine n° 3 Snel. à 4″ (staphylome postérieur). O. D. encore libre. — 11 avril 1877. O. G. papille optique encore reconnaissable par vestiges : noyau modérément troublé. L'image réflexe de la face postérieur du cristallin encore perceptible, mais déformée et divisée, entourée d'un grand nimbe jaune. La corticale commence à présenter des secteurs troublés. O. D. déjà troublé dans ses fonctions. — 18 avril. Iridectomie gauche avec massage cortical. — 26 avril. Notable augmentation du trouble, la pupille dilatée n'est plus éclairable, pas même par trace. Le cortex

antérieur présente le reflet blanc nacré, troublé et blanchâtre.
— 3 juillet. Surface antérieure du cristallin présente encore
des secteurs ; néanmoins extraction. — 17 *jours plus tard*,
bonne guérison, aucune synéchie postérieure, quelques flocons dans la pupille, mais papille optique est reconnaissable.
Avec + 2 3/4 pouces, le malade lit n° 3 Snel. à 5,8″.

OBSERVATION VII (résumée) (1). Clinique de M. Meyer.

Mme T..., 61 ans. O. G. opération de cataracte antérieurement, globe oculaire atrophié. O. D. Cataracte stationnaire
depuis plusieurs années; la malade ne peut pas se conduire et
demande une intervention immédiate. M. Meyer propose la
maturation artificielle, qui est faite le 29 janvier. La malade
pouvait compter les doigts à 1 mètre 50. Quatre jours après
vision quantitative seulement. — 13 février, extraction de la
cataracte. Après la section de la cornée, on constate une
luxation partielle du cristallin, dont on ne peut affirmer l'ori
gine ; elle n'est cependant pas produite par la section cor
néenne ; d'autre part, elle n'est devenue visible qu'après ce
temps de l'opération. Elle n'a pas empêché la discission régulière ; d'ailleurs il aurait été indiqué de tenter l'extraction
dans la capsule, si l'œil opéré n'avait été la dernière ressource
de la malade. M. Meyer fait sortir la cataracte par pression
des doigts à travers les paupières. La guérison s'opère rapidement. — 10 jours après, la malade avait 1/4 de la vision
normale.

OBSERVATION VIII (résumée). Clinique de M. Meyer.

M. C..., âgé de 45 ans, cataractes molles des deux yeux.
O. D. compte les doigts à 1 mètre. O. G. voit les mouvements

(1) Cette observation, ainsi que les deux suivantes, viennent
de la clinique de M. Meyer. Elles doivent paraître *in extenso* dans
la thèse de M. Nasser, qui a bien voulu nous les communiquer.
Nous le remercions bien vivement de son obligeance.

de la main à 20 centim. La cataracte de l'œil gauche étant plus complète, elle serait naturellement désignée pour la maturation, si le malade n'était affecté d'une hémiplégie partielle avec paralysie de la 3ᵉ paire (ptosis), d'origine spécifique. A droite.les couches périphériques du cristallin sont transparentes et M. Meyer lui propose la maturation artificielle, qui est faite le 16 janvier. Au bout de huit jours, opacification de la cataracte; diminution très notable de la vision, le malade ne distingue plus que les mouvements de la main. Le 28 février, extraction de la cataracte. Nettoyage complet du champ pupillaire. La guérison a lieu sans complications. Force visuelle de l'O. D. égale 1/3 de la force normale, 17 jours après l'opération.

OBSERVATION IX (résumée). Clinique de M. Meyer.

Mme B... est affectée de cataractes depuis 6 ans ; elle se fait examiner de temps en temps. Depuis le mois de mai 1881, l'œil droit, à l'aide duquel la malade peut à peine compter les doigts à 75 centim., reste stationnaire. V. O. G. $= \frac{1}{3}$. A l'éclairage oblique et au miroir, on constate la transparence de couches superficielles du cristallin. La malade demande à être opérée, quoiqu'elle puisse encore se servir de l'autre œil. Les yeux sont myopes, proéminents, à tension un peu au-dessous de la normale. C'est un cas avantageux pour la maturation ; elle est acceptée par la malade, et pratiquée le 22 jauvier 1883. Malade nerveuse, indocile ; néanmoins pas d'accidents pendant l'opération. L'effet de la maturation est très accusé au bout de 6 jours, et la force visuelle est réduite à la perception confuse des mouvements de la main. Extraction de la cataracte le 26 février, pas d'écarteur, fixation pendant la section cornéale. Aussitôt après l'ouverture capsulaire, il s'échappe une corticale liquide, suivie d'un petit noyau que la malade expulse très brusquement par une contraction intempestive. Il a fallu renoncer à expulser la corticale encore contenue dans la capsule, la malade étant très indocile.

Même pansement et mêmes soins consécutifs que dans les cas précédents. Guérison régulière ; force visuelle, 1/4 de la normale.

OBSERVATION X.

(Recueillie par V. Caudron (1), chef de clinique de M. Meyer.)

Mme Gr..., a été opérée de cataracte sénile de l'œil droit le 12 avril 1883. Cette malade attaquée d'un épiphora de l'œil droit a subi avant l'opération un traitement régulier contre cette complication. Au moment de l'extraction de la cataracte les voies lacrymales ont repris leur fonctionnement normal.

L'opération de la cataracte a été des plus régulières. Le premier pansement est resté trois jours en place sans provoquer de douleurs. Le troisième jour nous découvrons l'œil et observons une infiltration des bords de la plaie tout à fait limitée. La chambre antérieure est rétablie. L'iris présente une couleur terne de mauvais augure.

Traitement. — Calomel à doses fractionnées ; inonctions mercurielles ; bandeau compressif. Les jours suivants, l'infiltration de la cornée reste stationnaire mais l'iris se prend de plus en plus. La réaction inflammatoire est insignifiante, un peu d'infiltration périkératique sans chémosis ni sécrétion. La pupille s'obstrue par les produits plastiques qui viennent

(1) Nous remercions M. le Dr Caudron qui a bien voulu nous communiquer les deux observations qui suivent, et qui nous a présenté les malades qui en font l'objet.

de l'iris énflammé, mais la cornée conserve sa transparence, et sous l'influence des frictions mercurielles, au bout d'un mois, nous arrivons à la disparition de tous les accidents inflammatoires. Seulement la pupille est remplie par une cataracte secondaire opérable seulement à une date éloignée. L'orientation étant normale on peut espérer un bon résultat, quand on aura pratiqué une brèche dans la cataracte secondaire.

La malade présente à l'œil gauche une cataracte non encore à maturité. Les couches superficielles du. cristallin ne sont pas opacifiées. L'iris projette son ombre sur elles et la lumière du miroir les traverse facilement. La malade compte encore les doigts de la main à 1 m. 50. Comme il ne serait pas sage de pratiquer avant plusieurs mois une brèche dans la cataracte secondaire de l'œil droit et que la malade ne voit plus assez de l'œil gauche pour se conduire facilement, M. le Dr Mayer n'hésite pas à pratiquer la maturation artificielle à l'œil gauche.

L'iridectomie et la trituration sont faites le 8 mai. Guérison de l'iridectomie au bout de 24 heures. L'effet de la trituration est peu prononcé pendant les premiers jours. Le cinquième, la pupille dilatée permet à l'éclairage oblique de constater un mouvement d'opacification dans les couches superficielles du cristallin, mouvement assez prononcé les jours suivants pour qu'à la fin de la deuxième semaine toute la partie du cristallin accessible à l'examen paraisse prise. Extraction de la cataracte maturée à la date du 23 mai. Nous n'observons pas la moindre trace de déplacement du cristallin dans ce cas.

L'évacuation du noyau et de la corticale molle se fait facilement. La guérison s'opère sans encombre. A la date d'aujourd'hui (2 juin) la malade a une moitié de l'acuité visuelle normale.

Observation XI.

(Recueillie par V. Caudron, chef de clinique de M. Meyer.)

J..., Louis, âgé de 62 ans, vient à la Clinique du Dr Meyer depuis 2 ans avec des opacités cristalliniennes des deux yeux, lesquelles sont assez prononcées pour que le malade se conduise très difficilement. Ces cataractes sont d'ailleurs stationnaires, ou à peu près, depuis plus de 18 mois. Elles permettent à peine a J... de compter les doigts de la main à 1 m. 20. L'éclairage oblique révèle que le noyau du cristallin seul est opacifié. On peut avec le miroir éclairer le fond de l'œil, et, à travers la périphérie du cristallin restée transparente, distinguer la papille du nerf optique.

La prolongation du *statu quo* étant des plus pénibles pour le malade, M. Meyer lui propose la maturation artificielle. Il pratique, à l'œil gauche, le 9 mai, une petite iridectomie laquelle servira plus tard pour l'extraction de la cataracte. L'humcur aqueuse étant écoulée, et le cristallin appliqué contre la cornée, M. Meyer exécute à travers cette dernière et avec le dos d'un crochet à strabisme, un massage prolongé de la cataracte. L'effet à produire étant considérable, la trituration a été faite plus énergiquement et surtout plus longuement que dans les cas cités précédemment. Pas de réaction inflammatoire. Dès le lendemain, la plaie est fermée, la chambre antérieure rétablie, la cornée restée transparente, l'iris normal. Nous 'instillons de l'atropine et dilatons largement la pupille pour suivre l'effet de la trituration.

Rien pendant les trois premiers jours. Le quatrième jour une partie de la corticale restée transparente s'opacifie au bord supérieur du cristallin, mais sur un point très limité. Les jours suivants nous ne remarquons aucun changement. Du reste la force visuelle du malade est restée la même, et le fond de l'œil est toujours éclairable. Le malade quitte la Clinique le 20 mai.

Douze jours plus tard il revient à la consultation et nous constatons alors l'opacification complète de toutes les parties du cristallin accessibles à l'examen après dilatation de la pupille. Les couches périphériques restées jusqu'alors transparentes ne laissent pas pénétrer trace de lumière ; à la lumière réfléchie, elles apparaissent dans une nuance bleu grisâtre sans dessin précis, comme une matière amorphe et facile à distinguer des opacités qui ne sont pas le produit de la trituration.

M. Meyer se propose de pratiquer l'extraction au premier jour.

OBSERVATION XII (inédite) (1).

Guedin, 62 ans, entre le 10 avril 1883, dans le service de M. Panas, salle Sainte-Agnès, n° 17.

Bonne santé antérieure, plusieurs grossesses.

Vue bonne autrefois, n'a jamais porté de lunettes. O. D., troublé le premier il y a environ un an ; la malade a remarqué des mouches devant ses yeux, mais elle n'a pas eu de douleurs, pas de photopsies.

Les paupières sont saines, les voies lacrymales normales, cornée saine, pupille 4 mm. environ, contractile à la lumière, très peu par le jeu de l'accommodation.

La vue n'est pas complètement abolie ; elle voit les doigts et les compte à 10 centim., aussi bien du côté droit que du côté gauche.

Eclairage oblique. Cataracte incomplète des deux côtés. O. D. noyau un peu plus volumineux, jaune ambré, les couches corticales antérieures sont transparentes. Cependant après dilatation, on distingue quelques rayons cataractés, tout à fait à la périphérie, tonus normal ; champ visuel n'est

(1) La première partie de cette observation a été prise par mon excellent collègue Phocas.

De Lapersonne.   4

pas rétréci ; à l'ophthalmoscope, on ne distingue pas bien les détails du fond de l'œil.

Le 16. Après lavage antiseptique et fixation de l'œil, on fait une kératotomie supérieure, à la pique, petite iridectomie. Frictions assez fortes avec la pulpe du pouce à travers la paupière inférieure.

Ce massage de l'œil dure environ 2 minutes.

Après ces frictions, les couches corticales antérieures semblent déjà moins transparentes.

Pansement boriqué : le soir, aucune douleur.

Le 17. La malade a passé une bonne nuit. Il n'y a presque pas de réaction.

Le 18. La chambre antérieure est reformée. Atropine au 1 0/0, 2 fois par jour.

Le 19. La pupille étant dilatée, on remarque déjà une opacification très appréciable des couches antérieures, surtout si on compare avec le côté opposé, qui, avant l'opération, était à peu près au même degré.

Les jours suivants, la cataracte se prononce de plus en plus, de telle sorte quelle devient complète en très peu de jours.

1er mai. Voici quel est l'état local.

La pupille très dilatée par l'usage d'une goutte d'atropine par jour, permet de distinguer tous les détails de la partie antérieure du cristallin. Il existe une petite synéchie au niveau du coloboma irien.

Le cristallin est complètement opaque ; la cataracte paraît un peu volumineuse et repousse un peu l'iris en avant. Elle présente une coloration blanc nacré dans toute son étendue. Les rayons cataractés ont presque complètement disparu et ont fait place à une coloration uniformément blanche.

La malade distingue la lumière de la lampe à 10 mètres. Elle sort provisoirement le 3 mai.

Rentrée à l'hôpital le 28 mai pour l'extraction. Il n'y a pas eu de changement dans l'état local depuis sa sortie. Couleur uniformément blanche, absence d'ombre portée de l'iris, fond de l'œil inéclairable.

Opération le 3 juin, c'est-à-dire 45 jours après la maturation artificielle. Incision bien périphérique, discission de la capsule ; immédiatement après, il sort une certaine quantité de matière presque liquide. Le noyau était volumineux. Après sa sortie, il reste encore quelques couches cristalliniennes qui sortent difficilement à cause de leur peu de consistance. Malgré des pressions successives, on n'arrive pas à débarrasser complètement le champ pupillaire.

Il reste un léger trouble de la capsule à la partie inférieure et interne. Les parties cataractées qui sont sorties après le noyau, avaient une coloration blanc bleuâtre, assez différente du reste du cristallin, elles offraient une consistance visqueuse qui a gêné beaucoup leur sortie.

Les jours suivants, il n'y a que très peu de réaction, on enlève le bandeau le troisième jour, la chambre antérieure est reformée. Le champ pupillaire est occupé en partie par la capsule et quelques fibres cristalliniennes qui empêchent de bien distinguer le fond de l'œil.

Etat actuel. — Il reste encore un peu de rougeur périkératique. La malade distingue bien les doigts, mais on sera obligé de faire une ablation de membranule.

OBSERVATION XIII (inédite).

Francine C..., 59 ans, entrée le 4 mai 1883, salle Sainte-Agnès, n° 16, service de M. Panas.

Bonne santé antérieure, quelques douleurs rhumatismales, névralgies faciales.

O. D. Vue troublée depuis 1878. En 1880, opération de cataracte par kératotomie, cataracte secondaire, ablation de membranule.

Aujourd'hui, la malade a une bonne acuité visuelle de ce côté, le fond de l'œil est normal.

O. G. La vue s'est troublée peu à peu depuis trois ans; depuis deux mois environ, elle ne distingue presque plus rien de cet œil, voit à peine les doigts à 0,20 centim.

A l'éclairage oblique, cataracte commençante, on distingue un noyau jaune ambré ; après dilatation, on voit à la périphérie quelques rayons cataractés. Le fond de l'œil est absolument inéclairable.

Le 7. Sur la demande expresse de la malade, ou fait la maturation artificielle de la cataracte. Petite iridectomie supérieure, massage de la cornée, à travers la paupière inférieure, pendant une minute environ. Il restait un peu de sang dans la chambre antérieure, il est facilement enlevé par les frictions.

Les jours suivants, aucune réaction, pupille largement dilatée, un peu de sang au centre de la pupille, rayons cataractés plus nombreux peut-être, mais certainement pas de trouble diffus des couches corticales antérieures.

Cet état reste le même pendant quinze jours.

Le 21. Nouveau massage après paracentèse de la chambre antérieure. Cette petite opération ne donne lieu à aucune réaction inflammatoire, mais le trouble du cristallin n'augmente pas davantage.

CONCLUSIONS

1° Dans les cataractes à marche lente, et particulièrement dans les cataractes séniles, lorsque l'amblyopie
empêche pour longtemps tout travail utile, on est autori-
risé à pratiquer la maturation artificielle de la cataracte.

2° Cette opération a pour but d'opacifier les couches
corticales antérieures, de permettre leur détachement de
la cristalloïde, de faciliter, par conséquent, la toilette du
champ pupillaire.

3° Le procédé de Græfe et de Mannhardt est abandonné comme trop dangereux; on aura recours à l'opération imaginée récemment par Förster.

4° Elle consiste à faire sur la cornée des frictions
répétées après ouverture de la chambre antérieure et
iridectomie.

5° Dans les cas heureux, l'opacification est complète
du 3ᵉ au 6ᵉ jour. On peut procéder à l'extraction vers la
3ᵉ ou la 4ᵉ semaine.

6° La réaction inflammatoire est insignifiante. L'extraction est ordinairement simple. Cependant elle peut
être gênée; dans certains cas les couches antérieures,
étant trop molles, ne sortent pas facilement avec le noyau.
Enfin la maturation peut échouer. A ces deux points de
vue on doit faire quelques réserves.

INDEX BIBLIOGRAPHIQUE.

CARON DU VILLARDS. — Recherches pratiques sur les causes qui font échouer l'opération de la cataracte, selon les divers procédés. Paris, 1834, in-8.

CRITCHETT. — Traitement des cataractés en attendant l'opération. *Ann. d'oculist.*, t. LXX, p. 161, et t. LXXII, p. 41.

DESMARRES. — Études pratiques sur la cataracte. *Journ. des Conn. méd. chirurg.*, 1845, 2e partie, p. 185 et 235.

FOLLIN. — Examen critique de quelques nouveaux procédés opératoires dans le traitement de la cataracte. *Arch. génér. de médecine*, 6e série, t. VII, p. 212. — 1866.

FÖRSTER. — Ueber Reife des Staars, Kümstliche Reifung desselben, Korelyze, Extraction der vorderen Kapsel. *Arch. fur Augenh.*, Wiesbaden, XII, 1, p. 3, oct. 1882.

FÖRSTER. — On the maturity of cataract, ist artificial ripening, corelysis and extraction of the anterior capsel. *Arch. of ophtalm.*, New-York, XI, 344, 359.

GALEZOWSKI. — Étude sur le traitement des cataractes. *Recueil d'ophtalm.*, 1880, p. 129 et suiv.

GRÆFE. — Maturation par discission. *Arch. für ophtalm.*, 1864, **X**, 2, p. 209.

GRÆFE. — Clinique ophtalmologique. Édition franç. de Meyer, Paris, 1867, in-8.

LEBER. — Kernstaaratige Trübung des Linse nach Verletzung ihres Kapsel, subst. Bermekt..... *Arch. für ophtalm.*, 1880 XXVI, 1, 283 à 296.

LIEBREICH. — Cataracte. *Nouv. dict. de méd. et de chir. pratiques*, t. VI, p. 514, 1867.

MANNHARDT. — Maturation par discission. *Arch. für ophtalm.*, 1864, X, 2, p. 408, et Congrès d'Heidelberg, 1864. Analyse par Wecker, in *Ann. d'oculist.*, t. LIV, p. 106.

MATRION. — Des indications de l'opération de la cataracte. Thèse Paris, 1865.

MEYER. — Opérations qui se pratiquent sur les yeux. Paris, 1872 in-4, p. 72.

MONTE (Del). — Settanta estrazioni di cataracta dura col processo lineare modificato di v. Græfe. *Ann. di ottalm.*, VII, 197, 1878.

NÉLATON. — Parallèle des divers modes opératoires dans le traitement de la cataracte. Thèse concours, Paris, 1850.

PANAS. — Des divers procédés d'opération de la cataracte. *Soc.
chirurgie*, 26 mars 1873, 3e série, t. II, p. 129.

PANAS. — Considérations pratiques sur les cataractes, leçons recueillies par Bacchi. *Bull. de thérapeut.*, sept.-oct. 1876.

RICHARD. — Des diverses espèces de cataracte et de leurs indications thérapeutiques spéciales. Thèse agrégation. Paris,
1853.

STELLWAG VON CARION. — Staarreife. *Allig. Wien. med. Zeit.*,
XXVII, 337.

VERNON. — Commencing cataract. *St-Barthol. Hosp. Reports*, XIV,
p. 311, 1878.

VITRAC. — Étude sur le traitement de la cataracte par discission.
Thèse Paris, 1866, n° 209.

WALDENSTROEM. — Wann soll der harte Altersstaar operirt wer-
den? Analysé in *Jahresbericht v. d. ophtalm. von Nagel*, 1870,
t. I, p. 398.

WARLOMONT. — Cataracte, in *Dict. encycl. des sc. médic.*, 1er s.,
t. XIII, p. 137.

WATSON (Spencer). — On the advantage of opening the capsule
before making the corneal section in the operation for se-
nile cataract. *Med. Times and Gazette*, 9 mai 1874, I,
p. 499.

WECKER. — Quelques perfectionnements à l'extraction de la cataracte. *Ann. d'oculist.*, 12e s., t. VIII, nov.-déc. 1882,
p. 223.

Paris. — Typ. PARENT, A. DAVY succ', imp. de la Faculté de médecine,
52, rue Madame et rue M.-le-Prince, 14.

www.ingramcontent.com/pod-product-compliance
Ingram Content Group UK Ltd.
Pitfield, Milton Keynes, MK11 3LW, UK
UKHW021631090726
13657UKWH00004B/1565